Données personnelles

Nom _____
Téléphone _____
Adresse _____

En cas d'urgence veuillez contacter

Nom _____
Téléphone _____
Adresse _____

Contacts essentiels

Docteur _____
Pharmacie _____
Clinique _____
Dentiste _____

Nom _____	**Nom** _____
Portable _____	**Portable** _____
Travail _____	**Travail** _____
Domicile _____	**Domicile** _____
Courriel _____	**Courriel** _____
Autres _____	**Autres** _____

Notes

_____
_____
_____
_____
_____

>..

Mois :..................
Année...................

Date	Heure	SYS / DIA	Pression sanguine	Fréquence cardiaque /	Fréquence respiratoire /	Niveau d'oxygène /	Sucre dans le sang /	Température °C / °F	Poids /	Notes
	○am. ○pm.						Pre○ Post○ GAJ			
Notes										
	○am. ○pm.						Pre○ Post○ GAJ			
Notes										
	○am. ○pm.						Pre○ Post○ GAJ			
Notes										
	○am. ○pm.						Pre○ Post○ GAJ			
Notes										
	○am. ○pm.						Pre○ Post○ GAJ			
Notes										
	○am. ○pm.						Pre○ Post○ GAJ			
Notes										
	○am. ○pm.						Pre○ Post○ GAJ			
Notes										
	○am. ○pm.						Pre○ Post○ GAJ			
Notes										
	○am. ○pm.						Pre○ Post○ GAJ			
Notes										
	○am. ○pm.						Pre○ Post○ GAJ			
Notes										
	○am. ○pm.						Pre○ Post○ GAJ			
Notes										
	○am. ○pm.						Pre○ Post○ GAJ			
Notes										
	○am. ○pm.						Pre○ Post○ GAJ			
Notes										
	○am. ○pm.						Pre○ Post○ GAJ			
Notes										
	○am. ○pm.						Pre○ Post○ GAJ			

Mois : ....
Année ....

Date	Heure	Pression sanguine SYS / DIA	Fréquence cardiaque	Fréquence respiratoire	Niveau d'oxygène	Sucre dans le sang	Température °C / °F	Poids	Notes
	○am. ○pm.	/				○Pre ○Post GAJ	/		
Notes									
	○am. ○pm.	/				○Pre ○Post GAJ	/		
Notes									
	○am. ○pm.	/				○Pre ○Post GAJ	/		
Notes									
	○am. ○pm.	/				○Pre ○Post GAJ	/		
Notes									
	○am. ○pm.	/				○Pre ○Post GAJ	/		
Notes									
	○am. ○pm.	/				○Pre ○Post GAJ	/		
Notes									
	○am. ○pm.	/				○Pre ○Post GAJ	/		
Notes									
	○am. ○pm.	/				○Pre ○Post GAJ	/		
Notes									
	○am. ○pm.	/				○Pre ○Post GAJ	/		
Notes									
	○am. ○pm.	/				○Pre ○Post GAJ	/		
Notes									
	○am. ○pm.	/				○Pre ○Post GAJ	/		
Notes									
	○am. ○pm.	/				○Pre ○Post GAJ	/		
Notes									
	○am. ○pm.	/				○Pre ○Post GAJ	/		
Notes									
	○am. ○pm.	/				○Pre ○Post GAJ	/		
Notes									
	○am. ○pm.	/				○Pre ○Post GAJ	/		

> ....

Mois : ....
Année ....

Date	Heure	Pression sanguine SYS / DIA	Fréquence cardiaque	Fréquence respiratoire	Niveau d'oxygène	Sucre dans le sang Pre/Post GAJ	Température °C/°F	Poids	Notes
	am. pm.	/				Pre Post GAJ	/		
Notes									
	am. pm.	/				Pre Post GAJ	/		
Notes									
	am. pm.	/				Pre Post GAJ	/		
Notes									
	am. pm.	/				Pre Post GAJ	/		
Notes									
	am. pm.	/				Pre Post GAJ	/		
Notes									
	am. pm.	/				Pre Post GAJ	/		
Notes									
	am. pm.	/				Pre Post GAJ	/		
Notes									
	am. pm.	/				Pre Post GAJ	/		
Notes									
	am. pm.	/				Pre Post GAJ	/		
Notes									
	am. pm.	/				Pre Post GAJ	/		
Notes									
	am. pm.	/				Pre Post GAJ	/		
Notes									
	am. pm.	/				Pre Post GAJ	/		
Notes									
	am. pm.	/				Pre Post GAJ	/		
Notes									
	am. pm.	/				Pre Post GAJ	/		
Notes									
	am. pm.	/				Pre Post GAJ	/		

Mois : ....
Année ....

Date	Heure	Pression sanguine SYS / DIA	Fréquence cardiaque	Fréquence respiratoire	Niveau d'oxygène	Sucre dans le sang	Température °C / °F	Poids	Notes
	○am. ○pm.	/				○Pre ○Post GAJ	/		
Notes									
	○am. ○pm.	/				○Pre ○Post GAJ	/		
Notes									
	○am. ○pm.	/				○Pre ○Post GAJ	/		
Notes									
	○am. ○pm.	/				○Pre ○Post GAJ	/		
Notes									
	○am. ○pm.	/				○Pre ○Post GAJ	/		
Notes									
	○am. ○pm.	/				○Pre ○Post GAJ	/		
Notes									
	○am. ○pm.	/				○Pre ○Post GAJ	/		
Notes									
	○am. ○pm.	/				○Pre ○Post GAJ	/		
Notes									
	○am. ○pm.	/				○Pre ○Post GAJ	/		
Notes									
	○am. ○pm.	/				○Pre ○Post GAJ	/		
Notes									
	○am. ○pm.	/				○Pre ○Post GAJ	/		
Notes									
	○am. ○pm.	/				○Pre ○Post GAJ	/		
Notes									
	○am. ○pm.	/				○Pre ○Post GAJ	/		
Notes									
	○am. ○pm.	/				○Pre ○Post GAJ	/		
Notes									
	○am. ○pm.	/				○Pre ○Post GAJ	/		
Notes									
	○am. ○pm.	/				○Pre ○Post GAJ	/		

> ....

Mois : ....
Année ....

Date	Heure	Pression sanguine SYS / DIA	Fréquence cardiaque /	Fréquence respiratoire /	Niveau d'oxygène /	Sucre dans le sang /	Température °C / °F	Poids /	Notes
	○am. ○pm.	|				Pre○ Post○ GAJ			
Notes									
	○am. ○pm.	|				Pre○ Post○ GAJ			
Notes									
	○am. ○pm.	|				Pre○ Post○ GAJ			
Notes									
	○am. ○pm.	|				Pre○ Post○ GAJ			
Notes									
	○am. ○pm.	|				Pre○ Post○ GAJ			
Notes									
	○am. ○pm.	|				Pre○ Post○ GAJ			
Notes									
	○am. ○pm.	|				Pre○ Post○ GAJ			
Notes									
	○am. ○pm.	|				Pre○ Post○ GAJ			
Notes									
	○am. ○pm.	|				Pre○ Post○ GAJ			
Notes									
	○am. ○pm.	|				Pre○ Post○ GAJ			
Notes									
	○am. ○pm.	|				Pre○ Post○ GAJ			
Notes									
	○am. ○pm.	|				Pre○ Post○ GAJ			
Notes									
	○am. ○pm.	|				Pre○ Post○ GAJ			
Notes									
	○am. ○pm.	|				Pre○ Post○ GAJ			
Notes									
	○am. ○pm.	|				Pre○ Post○ GAJ			

Mois : ....
Année ....

Date	Heure	Pression sanguine SYS / DIA	Fréquence cardiaque	Fréquence respiratoire	Niveau d'oxygène	Sucre dans le sang	Température °C / °F	Poids	Notes
	○am. ○pm.	/				○Pre ○Post ○GAJ	/		
Notes									
	○am. ○pm.	/				○Pre ○Post ○GAJ	/		
Notes									
	○am. ○pm.	/				○Pre ○Post ○GAJ	/		
Notes									
	○am. ○pm.	/				○Pre ○Post ○GAJ	/		
Notes									
	○am. ○pm.	/				○Pre ○Post ○GAJ	/		
Notes									
	○am. ○pm.	/				○Pre ○Post ○GAJ	/		
Notes									
	○am. ○pm.	/				○Pre ○Post ○GAJ	/		
Notes									
	○am. ○pm.	/				○Pre ○Post ○GAJ	/		
Notes									
	○am. ○pm.	/				○Pre ○Post ○GAJ	/		
Notes									
	○am. ○pm.	/				○Pre ○Post ○GAJ	/		
Notes									
	○am. ○pm.	/				○Pre ○Post ○GAJ	/		
Notes									
	○am. ○pm.	/				○Pre ○Post ○GAJ	/		
Notes									
	○am. ○pm.	/				○Pre ○Post ○GAJ	/		
Notes									
	○am. ○pm.	/				○Pre ○Post ○GAJ	/		
Notes									
	○am. ○pm.	/				○Pre ○Post ○GAJ	/		

Informations sur les médicaments

Date	Médicament	Notes

Informations sur les médicaments

Date	Médicament	Notes

Informations sur les médicaments

Date	Médicament	Notes

Informations sur les médicaments

Date	Médicament	Notes

Informations sur les médicaments

Date	Médicament	Notes

Notes

Notes

Notes

Notes

Notes

Notes

> ....

Mois : ....
Année ....

Date	Heure	Pression sanguine SYS / DIA	Fréquence cardiaque /	Fréquence respiratoire /	Niveau d'oxygène /	Sucre dans le sang /	Température °C / °F	Poids /	Notes
	○am. ○pm.	|				○Pre ○Post GAJ			
Notes									
	○am. ○pm.	|				○Pre ○Post GAJ			
Notes									
	○am. ○pm.	|				○Pre ○Post GAJ			
Notes									
	○am. ○pm.	|				○Pre ○Post GAJ			
Notes									
	○am. ○pm.	|				○Pre ○Post GAJ			
Notes									
	○am. ○pm.	|				○Pre ○Post GAJ			
Notes									
	○am. ○pm.	|				○Pre ○Post GAJ			
Notes									
	○am. ○pm.	|				○Pre ○Post GAJ			
Notes									
	○am. ○pm.	|				○Pre ○Post GAJ			
Notes									
	○am. ○pm.	|				○Pre ○Post GAJ			
Notes									
	○am. ○pm.	|				○Pre ○Post GAJ			
Notes									
	○am. ○pm.	|				○Pre ○Post GAJ			
Notes									
	○am. ○pm.	|				○Pre ○Post GAJ			
Notes									
	○am. ○pm.	|				○Pre ○Post GAJ			
Notes									
	○am. ○pm.	|				○Pre ○Post GAJ			

> ....

Mois : ....
Année ....

Date	Heure	Pression sanguine SYS / DIA	Fréquence cardiaque /	Fréquence respiratoire /	Niveau d'oxygène /	Sucre dans le sang	Température °C / °F	Poids /	Notes
	○am. ○pm.					○Pre ○Post ○GAJ			
Notes									
	○am. ○pm.					○Pre ○Post ○GAJ			
Notes									
	○am. ○pm.					○Pre ○Post ○GAJ			
Notes									
	○am. ○pm.					○Pre ○Post ○GAJ			
Notes									
	○am. ○pm.					○Pre ○Post ○GAJ			
Notes									
	○am. ○pm.					○Pre ○Post ○GAJ			
Notes									
	○am. ○pm.					○Pre ○Post ○GAJ			
Notes									
	○am. ○pm.					○Pre ○Post ○GAJ			
Notes									
	○am. ○pm.					○Pre ○Post ○GAJ			
Notes									
	○am. ○pm.					○Pre ○Post ○GAJ			
Notes									
	○am. ○pm.					○Pre ○Post ○GAJ			
Notes									
	○am. ○pm.					○Pre ○Post ○GAJ			
Notes									
	○am. ○pm.					○Pre ○Post ○GAJ			
Notes									
	○am. ○pm.					○Pre ○Post ○GAJ			
Notes									
	○am. ○pm.					○Pre ○Post ○GAJ			

Mois : ....
Année ....

Date	Heure	Pression sanguine SYS / DIA	Fréquence cardiaque	Fréquence respiratoire	Niveau d'oxygène	Sucre dans le sang	Température °C / °F	Poids	Notes
	○am. ○pm.	/				○Pre ○Post ○GAJ	/		
Notes									
	○am. ○pm.	/				○Pre ○Post ○GAJ	/		
Notes									
	○am. ○pm.	/				○Pre ○Post ○GAJ	/		
Notes									
	○am. ○pm.	/				○Pre ○Post ○GAJ	/		
Notes									
	○am. ○pm.	/				○Pre ○Post ○GAJ	/		
Notes									
	○am. ○pm.	/				○Pre ○Post ○GAJ	/		
Notes									
	○am. ○pm.	/				○Pre ○Post ○GAJ	/		
Notes									
	○am. ○pm.	/				○Pre ○Post ○GAJ	/		
Notes									
	○am. ○pm.	/				○Pre ○Post ○GAJ	/		
Notes									
	○am. ○pm.	/				○Pre ○Post ○GAJ	/		
Notes									
	○am. ○pm.	/				○Pre ○Post ○GAJ	/		
Notes									
	○am. ○pm.	/				○Pre ○Post ○GAJ	/		
Notes									
	○am. ○pm.	/				○Pre ○Post ○GAJ	/		
Notes									
	○am. ○pm.	/				○Pre ○Post ○GAJ	/		
Notes									
	○am. ○pm.	/				○Pre ○Post ○GAJ	/		

Mois : ....
Année ....

Date	Heure	SYS / DIA	Pression sanguine	Fréquence cardiaque	Fréquence respiratoire	Niveau d'oxygène	Sucre dans le sang	Température °C/°F	Poids	Notes
	○am. ○pm.						○Pre ○Post GAJ	/		
Notes										
	○am. ○pm.						○Pre ○Post GAJ	/		
Notes										
	○am. ○pm.						○Pre ○Post GAJ	/		
Notes										
	○am. ○pm.						○Pre ○Post GAJ	/		
Notes										
	○am. ○pm.						○Pre ○Post GAJ	/		
Notes										
	○am. ○pm.						○Pre ○Post GAJ	/		
Notes										
	○am. ○pm.						○Pre ○Post GAJ	/		
Notes										
	○am. ○pm.						○Pre ○Post GAJ	/		
Notes										
	○am. ○pm.						○Pre ○Post GAJ	/		
Notes										
	○am. ○pm.						○Pre ○Post GAJ	/		
Notes										
	○am. ○pm.						○Pre ○Post GAJ	/		
Notes										
	○am. ○pm.						○Pre ○Post GAJ	/		
Notes										
	○am. ○pm.						○Pre ○Post GAJ	/		
Notes										
	○am. ○pm.						○Pre ○Post GAJ	/		
Notes										
	○am. ○pm.						○Pre ○Post GAJ	/		

Mois : ....
Année ....

Date	Heure	Pression sanguine SYS / DIA	Fréquence cardiaque	Fréquence respiratoire	Niveau d'oxygène	Sucre dans le sang	Température °C/°F	Poids	Notes
	○am. ○pm.	/				○Pre ○Post ○GAJ	/		
Notes									
	○am. ○pm.	/				○Pre ○Post ○GAJ	/		
Notes									
	○am. ○pm.	/				○Pre ○Post ○GAJ	/		
Notes									
	○am. ○pm.	/				○Pre ○Post ○GAJ	/		
Notes									
	○am. ○pm.	/				○Pre ○Post ○GAJ	/		
Notes									
	○am. ○pm.	/				○Pre ○Post ○GAJ	/		
Notes									
	○am. ○pm.	/				○Pre ○Post ○GAJ	/		
Notes									
	○am. ○pm.	/				○Pre ○Post ○GAJ	/		
Notes									
	○am. ○pm.	/				○Pre ○Post ○GAJ	/		
Notes									
	○am. ○pm.	/				○Pre ○Post ○GAJ	/		
Notes									
	○am. ○pm.	/				○Pre ○Post ○GAJ	/		
Notes									
	○am. ○pm.	/				○Pre ○Post ○GAJ	/		
Notes									
	○am. ○pm.	/				○Pre ○Post ○GAJ	/		
Notes									
	○am. ○pm.	/				○Pre ○Post ○GAJ	/		
Notes									
	○am. ○pm.	/				○Pre ○Post ○GAJ	/		

> ....

Mois : ....
Année ....

Date	Heure	Pression sanguine SYS / DIA	Fréquence cardiaque /	Fréquence respiratoire /	Niveau d'oxygène /	Sucre dans le sang Pre○ Post○ GAJ	Température °C/°F /	Poids	Notes
	○am. ○pm.	/				Pre○ Post○ GAJ	/		
Notes									
	○am. ○pm.	/				Pre○ Post○ GAJ	/		
Notes									
	○am. ○pm.	/				Pre○ Post○ GAJ	/		
Notes									
	○am. ○pm.	/				Pre○ Post○ GAJ	/		
Notes									
	○am. ○pm.	/				Pre○ Post○ GAJ	/		
Notes									
	○am. ○pm.	/				Pre○ Post○ GAJ	/		
Notes									
	○am. ○pm.	/				Pre○ Post○ GAJ	/		
Notes									
	○am. ○pm.	/				Pre○ Post○ GAJ	/		
Notes									
	○am. ○pm.	/				Pre○ Post○ GAJ	/		
Notes									
	○am. ○pm.	/				Pre○ Post○ GAJ	/		
Notes									
	○am. ○pm.	/				Pre○ Post○ GAJ	/		
Notes									
	○am. ○pm.	/				Pre○ Post○ GAJ	/		
Notes									
	○am. ○pm.	/				Pre○ Post○ GAJ	/		
Notes									
	○am. ○pm.	/				Pre○ Post○ GAJ	/		
Notes									
	○am. ○pm.	/				Pre○ Post○ GAJ	/		

Informations sur les médicaments

Date	Médicament	Notes

Informations sur les médicaments

Date	Médicament	Notes

Informations sur les médicaments

Date	Médicament	Notes

Informations sur les médicaments

Date	Médicament	Notes

Informations sur les médicaments

Date	Médicament	Notes

Notes

Notes

Notes

Notes

Notes

Mois : ....
Année ....

Date	Heure	Pression sanguine SYS / DIA	Fréquence cardiaque	Fréquence respiratoire	Niveau d'oxygène	Sucre dans le sang	Température °C / °F	Poids	Notes
	○am. ○pm.	/				○Pre ○Post GAJ	/		
Notes									
	○am. ○pm.	/				○Pre ○Post GAJ	/		
Notes									
	○am. ○pm.	/				○Pre ○Post GAJ	/		
Notes									
	○am. ○pm.	/				○Pre ○Post GAJ	/		
Notes									
	○am. ○pm.	/				○Pre ○Post GAJ	/		
Notes									
	○am. ○pm.	/				○Pre ○Post GAJ	/		
Notes									
	○am. ○pm.	/				○Pre ○Post GAJ	/		
Notes									
	○am. ○pm.	/				○Pre ○Post GAJ	/		
Notes									
	○am. ○pm.	/				○Pre ○Post GAJ	/		
Notes									
	○am. ○pm.	/				○Pre ○Post GAJ	/		
Notes									
	○am. ○pm.	/				○Pre ○Post GAJ	/		
Notes									
	○am. ○pm.	/				○Pre ○Post GAJ	/		
Notes									
	○am. ○pm.	/				○Pre ○Post GAJ	/		
Notes									
	○am. ○pm.	/				○Pre ○Post GAJ	/		
Notes									
	○am. ○pm.	/				○Pre ○Post GAJ	/		

> ....

Mois : ....
Année ....

Date	Heure	SYS	DIA	Pression sanguine	Fréquence cardiaque	Fréquence respiratoire	Niveau d'oxygène	Sucre dans le sang	Température °C / °F	Poids	Notes
	○am. ○pm.						○Pre ○Post GAJ				
Notes											
	○am. ○pm.						○Pre ○Post GAJ				
Notes											
	○am. ○pm.						○Pre ○Post GAJ				
Notes											
	○am. ○pm.						○Pre ○Post GAJ				
Notes											
	○am. ○pm.						○Pre ○Post GAJ				
Notes											
	○am. ○pm.						○Pre ○Post GAJ				
Notes											
	○am. ○pm.						○Pre ○Post GAJ				
Notes											
	○am. ○pm.						○Pre ○Post GAJ				
Notes											
	○am. ○pm.						○Pre ○Post GAJ				
Notes											
	○am. ○pm.						○Pre ○Post GAJ				
Notes											
	○am. ○pm.						○Pre ○Post GAJ				
Notes											
	○am. ○pm.						○Pre ○Post GAJ				
Notes											
	○am. ○pm.						○Pre ○Post GAJ				
Notes											
	○am. ○pm.						○Pre ○Post GAJ				
Notes											
	○am. ○pm.						○Pre ○Post GAJ				

Mois : ....
Année ....

Date	Heure	Pression sanguine SYS / DIA	Fréquence cardiaque	Fréquence respiratoire	Niveau d'oxygène	Sucre dans le sang	Température °C/°F	Poids	Notes
	○am. ○pm.	/				○Pre ○Post GAJ	/		
Notes									
	○am. ○pm.	/				○Pre ○Post GAJ	/		
Notes									
	○am. ○pm.	/				○Pre ○Post GAJ	/		
Notes									
	○am. ○pm.	/				○Pre ○Post GAJ	/		
Notes									
	○am. ○pm.	/				○Pre ○Post GAJ	/		
Notes									
	○am. ○pm.	/				○Pre ○Post GAJ	/		
Notes									
	○am. ○pm.	/				○Pre ○Post GAJ	/		
Notes									
	○am. ○pm.	/				○Pre ○Post GAJ	/		
Notes									
	○am. ○pm.	/				○Pre ○Post GAJ	/		
Notes									
	○am. ○pm.	/				○Pre ○Post GAJ	/		
Notes									
	○am. ○pm.	/				○Pre ○Post GAJ	/		
Notes									
	○am. ○pm.	/				○Pre ○Post GAJ	/		
Notes									
	○am. ○pm.	/				○Pre ○Post GAJ	/		
Notes									
	○am. ○pm.	/				○Pre ○Post GAJ	/		
Notes									
	○am. ○pm.	/				○Pre ○Post GAJ	/		

>
....

Mois : ....
Année ....

		Pression sanguine		Fréquence cardiaque	Fréquence respiratoire	Niveau d'oxygène	Sucre dans le sang	Température	Poids	
Date	Heure	SYS	DIA					°C / °F		Notes
	○am. ○pm.						○Pre ○Post GAJ			
Notes										
	○am. ○pm.						○Pre ○Post GAJ			
Notes										
	○am. ○pm.						○Pre ○Post GAJ			
Notes										
	○am. ○pm.						○Pre ○Post GAJ			
Notes										
	○am. ○pm.						○Pre ○Post GAJ			
Notes										
	○am. ○pm.						○Pre ○Post GAJ			
Notes										
	○am. ○pm.						○Pre ○Post GAJ			
Notes										
	○am. ○pm.						○Pre ○Post GAJ			
Notes										
	○am. ○pm.						○Pre ○Post GAJ			
Notes										
	○am. ○pm.						○Pre ○Post GAJ			
Notes										
	○am. ○pm.						○Pre ○Post GAJ			
Notes										
	○am. ○pm.						○Pre ○Post GAJ			
Notes										
	○am. ○pm.						○Pre ○Post GAJ			
Notes										
	○am. ○pm.						○Pre ○Post GAJ			
Notes										
	○am. ○pm.						○Pre ○Post GAJ			

Mois : ....
Année ....

Date	Heure	Pression sanguine SYS / DIA	Fréquence cardiaque /	Fréquence respiratoire /	Niveau d'oxygène /	Sucre dans le sang	Température °C / °F	Poids /	Notes
	○am. ○pm.					○Pre ○Post GAJ			
Notes									
	○am. ○pm.					○Pre ○Post GAJ			
Notes									
	○am. ○pm.					○Pre ○Post GAJ			
Notes									
	○am. ○pm.					○Pre ○Post GAJ			
Notes									
	○am. ○pm.					○Pre ○Post GAJ			
Notes									
	○am. ○pm.					○Pre ○Post GAJ			
Notes									
	○am. ○pm.					○Pre ○Post GAJ			
Notes									
	○am. ○pm.					○Pre ○Post GAJ			
Notes									
	○am. ○pm.					○Pre ○Post GAJ			
Notes									
	○am. ○pm.					○Pre ○Post GAJ			
Notes									
	○am. ○pm.					○Pre ○Post GAJ			
Notes									
	○am. ○pm.					○Pre ○Post GAJ			
Notes									
	○am. ○pm.					○Pre ○Post GAJ			
Notes									
	○am. ○pm.					○Pre ○Post GAJ			
Notes									
	○am. ○pm.					○Pre ○Post GAJ			

Mois : ....
Année ....

Date	Heure	Pression sanguine SYS / DIA	Fréquence cardiaque /	Fréquence respiratoire /	Niveau d'oxygène /	Sucre dans le sang	Température °C / °F /	Poids	Notes
	○am. ○pm.					○Pre ○Post GAJ			
Notes									
	○am. ○pm.					○Pre ○Post GAJ			
Notes									
	○am. ○pm.					○Pre ○Post GAJ			
Notes									
	○am. ○pm.					○Pre ○Post GAJ			
Notes									
	○am. ○pm.					○Pre ○Post GAJ			
Notes									
	○am. ○pm.					○Pre ○Post GAJ			
Notes									
	○am. ○pm.					○Pre ○Post GAJ			
Notes									
	○am. ○pm.					○Pre ○Post GAJ			
Notes									
	○am. ○pm.					○Pre ○Post GAJ			
Notes									
	○am. ○pm.					○Pre ○Post GAJ			
Notes									
	○am. ○pm.					○Pre ○Post GAJ			
Notes									
	○am. ○pm.					○Pre ○Post GAJ			
Notes									
	○am. ○pm.					○Pre ○Post GAJ			
Notes									
	○am. ○pm.					○Pre ○Post GAJ			
Notes									
	○am. ○pm.					○Pre ○Post GAJ			

Informations sur les médicaments

Date	Médicament	Notes

Informations sur les médicaments

Date	Médicament	Notes

Informations sur les médicaments

Date	Médicament	Notes

Informations sur les médicaments

Date	Médicament	Notes

Informations sur les médicaments

Date	Médicament	Notes

Notes

Notes

Notes

Notes

Notes

Mois : ....
Année ....

Date	Heure	Pression sanguine SYS / DIA	Fréquence cardiaque /	Fréquence respiratoire /	Niveau d'oxygène /	Sucre dans le sang	Température °C / °F	Poids /	Notes
	○am. ○pm.					○Pre ○Post ○GAJ			
Notes									
	○am. ○pm.					○Pre ○Post ○GAJ			
Notes									
	○am. ○pm.					○Pre ○Post ○GAJ			
Notes									
	○am. ○pm.					○Pre ○Post ○GAJ			
Notes									
	○am. ○pm.					○Pre ○Post ○GAJ			
Notes									
	○am. ○pm.					○Pre ○Post ○GAJ			
Notes									
	○am. ○pm.					○Pre ○Post ○GAJ			
Notes									
	○am. ○pm.					○Pre ○Post ○GAJ			
Notes									
	○am. ○pm.					○Pre ○Post ○GAJ			
Notes									
	○am. ○pm.					○Pre ○Post ○GAJ			
Notes									
	○am. ○pm.					○Pre ○Post ○GAJ			
Notes									
	○am. ○pm.					○Pre ○Post ○GAJ			
Notes									
	○am. ○pm.					○Pre ○Post ○GAJ			
Notes									
	○am. ○pm.					○Pre ○Post ○GAJ			
Notes									
	○am. ○pm.					○Pre ○Post ○GAJ			

> ....

Mois : ....
Année ....

Date	Heure	Pression sanguine SYS / DIA	Fréquence cardiaque /	Fréquence respiratoire /	Niveau d'oxygène	Sucre dans le sang /	Température °C / °F	Poids /	Notes
	○am. ○pm.					○Pre ○Post GAJ			
Notes									
	○am. ○pm.					○Pre ○Post GAJ			
Notes									
	○am. ○pm.					○Pre ○Post GAJ			
Notes									
	○am. ○pm.					○Pre ○Post GAJ			
Notes									
	○am. ○pm.					○Pre ○Post GAJ			
Notes									
	○am. ○pm.					○Pre ○Post GAJ			
Notes									
	○am. ○pm.					○Pre ○Post GAJ			
Notes									
	○am. ○pm.					○Pre ○Post GAJ			
Notes									
	○am. ○pm.					○Pre ○Post GAJ			
Notes									
	○am. ○pm.					○Pre ○Post GAJ			
Notes									
	○am. ○pm.					○Pre ○Post GAJ			
Notes									
	○am. ○pm.					○Pre ○Post GAJ			
Notes									
	○am. ○pm.					○Pre ○Post GAJ			
Notes									
	○am. ○pm.					○Pre ○Post GAJ			
Notes									
	○am. ○pm.					○Pre ○Post GAJ			

Mois : ....
Année ....

Date	Heure	Pression sanguine SYS / DIA	Fréquence cardiaque /	Fréquence respiratoire /	Niveau d'oxygène /	Sucre dans le sang	Température °C / °F	Poids /	Notes
	am. pm.					Pre Post GAJ			
Notes									
	am. pm.					Pre Post GAJ			
Notes									
	am. pm.					Pre Post GAJ			
Notes									
	am. pm.					Pre Post GAJ			
Notes									
	am. pm.					Pre Post GAJ			
Notes									
	am. pm.					Pre Post GAJ			
Notes									
	am. pm.					Pre Post GAJ			
Notes									
	am. pm.					Pre Post GAJ			
Notes									
	am. pm.					Pre Post GAJ			
Notes									
	am. pm.					Pre Post GAJ			
Notes									
	am. pm.					Pre Post GAJ			
Notes									
	am. pm.					Pre Post GAJ			
Notes									
	am. pm.					Pre Post GAJ			
Notes									
	am. pm.					Pre Post GAJ			
Notes									
	am. pm.					Pre Post GAJ			
Notes									
	am. pm.					Pre Post GAJ			

> ....

Mois : ....
Année ....

Date	Heure	Pression sanguine SYS / DIA	Fréquence cardiaque	Fréquence respiratoire	Niveau d'oxygène	Sucre dans le sang	Température °C/°F	Poids	Notes
	○am. ○pm.					○Pre ○Post GAJ			
Notes									
	○am. ○pm.					○Pre ○Post GAJ			
Notes									
	○am. ○pm.					○Pre ○Post GAJ			
Notes									
	○am. ○pm.					○Pre ○Post GAJ			
Notes									
	○am. ○pm.					○Pre ○Post GAJ			
Notes									
	○am. ○pm.					○Pre ○Post GAJ			
Notes									
	○am. ○pm.					○Pre ○Post GAJ			
Notes									
	○am. ○pm.					○Pre ○Post GAJ			
Notes									
	○am. ○pm.					○Pre ○Post GAJ			
Notes									
	○am. ○pm.					○Pre ○Post GAJ			
Notes									
	○am. ○pm.					○Pre ○Post GAJ			
Notes									
	○am. ○pm.					○Pre ○Post GAJ			
Notes									
	○am. ○pm.					○Pre ○Post GAJ			
Notes									
	○am. ○pm.					○Pre ○Post GAJ			
Notes									
	○am. ○pm.					○Pre ○Post GAJ			

Mois : ....
Année ....

Date	Heure	Pression sanguine SYS / DIA	Fréquence cardiaque /	Fréquence respiratoire /	Niveau d'oxygène /	Sucre dans le sang Pre / Post GAJ	Température °C / °F	Poids /	Notes
	○am. ○pm.					○Pre ○Post ○GAJ			
Notes									
	○am. ○pm.					○Pre ○Post ○GAJ			
Notes									
	○am. ○pm.					○Pre ○Post ○GAJ			
Notes									
	○am. ○pm.					○Pre ○Post ○GAJ			
Notes									
	○am. ○pm.					○Pre ○Post ○GAJ			
Notes									
	○am. ○pm.					○Pre ○Post ○GAJ			
Notes									
	○am. ○pm.					○Pre ○Post ○GAJ			
Notes									
	○am. ○pm.					○Pre ○Post ○GAJ			
Notes									
	○am. ○pm.					○Pre ○Post ○GAJ			
Notes									
	○am. ○pm.					○Pre ○Post ○GAJ			
Notes									
	○am. ○pm.					○Pre ○Post ○GAJ			
Notes									
	○am. ○pm.					○Pre ○Post ○GAJ			
Notes									
	○am. ○pm.					○Pre ○Post ○GAJ			
Notes									
	○am. ○pm.					○Pre ○Post ○GAJ			
Notes									
	○am. ○pm.					○Pre ○Post ○GAJ			
Notes									
	○am. ○pm.					○Pre ○Post ○GAJ			

> ....

Mois : ....
Année ....

Date	Heure	Pression sanguine SYS / DIA	Fréquence cardiaque /	Fréquence respiratoire /	Niveau d'oxygène	Sucre dans le sang /	Température °C / °F	Poids /	Notes
	○am. ○pm.	|				○Pre ○Post GAJ			
Notes									
	○am. ○pm.	|				○Pre ○Post GAJ			
Notes									
	○am. ○pm.	|				○Pre ○Post GAJ			
Notes									
	○am. ○pm.	|				○Pre ○Post GAJ			
Notes									
	○am. ○pm.	|				○Pre ○Post GAJ			
Notes									
	○am. ○pm.	|				○Pre ○Post GAJ			
Notes									
	○am. ○pm.	|				○Pre ○Post GAJ			
Notes									
	○am. ○pm.	|				○Pre ○Post GAJ			
Notes									
	○am. ○pm.	|				○Pre ○Post GAJ			
Notes									
	○am. ○pm.	|				○Pre ○Post GAJ			
Notes									
	○am. ○pm.	|				○Pre ○Post GAJ			
Notes									
	○am. ○pm.	|				○Pre ○Post GAJ			
Notes									
	○am. ○pm.	|				○Pre ○Post GAJ			
Notes									
	○am. ○pm.	|				○Pre ○Post GAJ			
Notes									
	○am. ○pm.	|				○Pre ○Post GAJ			

Informations sur les médicaments

Date	Médicament	Notes

Informations sur les médicaments

Date	Médicament	Notes

Informations sur les médicaments

Date	Médicament	Notes

Informations sur les médicaments

Date	Médicament	Notes

Informations sur les médicaments

Date	Médicament	Notes

Notes

Notes

Notes

Notes

Notes

Mois : ....
Année ....

Date	Heure	Pression sanguine SYS / DIA	Fréquence cardiaque	Fréquence respiratoire	Niveau d'oxygène	Sucre dans le sang	Température °C / °F	Poids	Notes
	am. pm.	/				Pre Post GAJ	/		
Notes									
	am. pm.	/				Pre Post GAJ	/		
Notes									
	am. pm.	/				Pre Post GAJ	/		
Notes									
	am. pm.	/				Pre Post GAJ	/		
Notes									
	am. pm.	/				Pre Post GAJ	/		
Notes									
	am. pm.	/				Pre Post GAJ	/		
Notes									
	am. pm.	/				Pre Post GAJ	/		
Notes									
	am. pm.	/				Pre Post GAJ	/		
Notes									
	am. pm.	/				Pre Post GAJ	/		
Notes									
	am. pm.	/				Pre Post GAJ	/		
Notes									
	am. pm.	/				Pre Post GAJ	/		
Notes									
	am. pm.	/				Pre Post GAJ	/		
Notes									
	am. pm.	/				Pre Post GAJ	/		
Notes									
	am. pm.	/				Pre Post GAJ	/		
Notes									
	am. pm.	/				Pre Post GAJ	/		
Notes									
	am. pm.	/				Pre Post GAJ	/		

> ....

Mois : ....
Année ....

Date	Heure	Pression sanguine SYS / DIA	Fréquence cardiaque	Fréquence respiratoire	Niveau d'oxygène	Sucre dans le sang Pre/Post GAJ	Température °C/°F	Poids	Notes
	○am. ○pm.	/				○Pre ○Post GAJ			
Notes									
	○am. ○pm.	/				○Pre ○Post GAJ			
Notes									
	○am. ○pm.	/				○Pre ○Post GAJ			
Notes									
	○am. ○pm.	/				○Pre ○Post GAJ			
Notes									
	○am. ○pm.	/				○Pre ○Post GAJ			
Notes									
	○am. ○pm.	/				○Pre ○Post GAJ			
Notes									
	○am. ○pm.	/				○Pre ○Post GAJ			
Notes									
	○am. ○pm.	/				○Pre ○Post GAJ			
Notes									
	○am. ○pm.	/				○Pre ○Post GAJ			
Notes									
	○am. ○pm.	/				○Pre ○Post GAJ			
Notes									
	○am. ○pm.	/				○Pre ○Post GAJ			
Notes									
	○am. ○pm.	/				○Pre ○Post GAJ			
Notes									
	○am. ○pm.	/				○Pre ○Post GAJ			
Notes									
	○am. ○pm.	/				○Pre ○Post GAJ			
Notes									
	○am. ○pm.	/				○Pre ○Post GAJ			

Mois : ....
Année ....

Date	Heure	Pression sanguine SYS / DIA	Fréquence cardiaque	Fréquence respiratoire	Niveau d'oxygène	Sucre dans le sang	Température °C / °F	Poids	Notes
	○am. ○pm.	/				○Pre ○Post GAJ	/		
Notes									
	○am. ○pm.	/				○Pre ○Post GAJ	/		
Notes									
	○am. ○pm.	/				○Pre ○Post GAJ	/		
Notes									
	○am. ○pm.	/				○Pre ○Post GAJ	/		
Notes									
	○am. ○pm.	/				○Pre ○Post GAJ	/		
Notes									
	○am. ○pm.	/				○Pre ○Post GAJ	/		
Notes									
	○am. ○pm.	/				○Pre ○Post GAJ	/		
Notes									
	○am. ○pm.	/				○Pre ○Post GAJ	/		
Notes									
	○am. ○pm.	/				○Pre ○Post GAJ	/		
Notes									
	○am. ○pm.	/				○Pre ○Post GAJ	/		
Notes									
	○am. ○pm.	/				○Pre ○Post GAJ	/		
Notes									
	○am. ○pm.	/				○Pre ○Post GAJ	/		
Notes									
	○am. ○pm.	/				○Pre ○Post GAJ	/		
Notes									
	○am. ○pm.	/				○Pre ○Post GAJ	/		
Notes									
	○am. ○pm.	/				○Pre ○Post GAJ	/		

> ....

Mois : ....
Année ....

Date	Heure	Pression sanguine SYS / DIA	Fréquence cardiaque	Fréquence respiratoire	Niveau d'oxygène	Sucre dans le sang	Température °C/°F	Poids	Notes
	○am. ○pm.	/				○Pre ○Post GAJ	/		
Notes									
	○am. ○pm.	/				○Pre ○Post GAJ	/		
Notes									
	○am. ○pm.	/				○Pre ○Post GAJ	/		
Notes									
	○am. ○pm.	/				○Pre ○Post GAJ	/		
Notes									
	○am. ○pm.	/				○Pre ○Post GAJ	/		
Notes									
	○am. ○pm.	/				○Pre ○Post GAJ	/		
Notes									
	○am. ○pm.	/				○Pre ○Post GAJ	/		
Notes									
	○am. ○pm.	/				○Pre ○Post GAJ	/		
Notes									
	○am. ○pm.	/				○Pre ○Post GAJ	/		
Notes									
	○am. ○pm.	/				○Pre ○Post GAJ	/		
Notes									
	○am. ○pm.	/				○Pre ○Post GAJ	/		
Notes									
	○am. ○pm.	/				○Pre ○Post GAJ	/		
Notes									
	○am. ○pm.	/				○Pre ○Post GAJ	/		
Notes									
	○am. ○pm.	/				○Pre ○Post GAJ	/		
Notes									
	○am. ○pm.	/				○Pre ○Post GAJ	/		

Mois : ....
Année ....

Date	Heure	Pression sanguine SYS / DIA	Fréquence cardiaque	Fréquence respiratoire	Niveau d'oxygène	Sucre dans le sang	Température °C / °F	Poids	Notes
	am. pm.	/				Pre Post GAJ			
Notes									
	am. pm.	/				Pre Post GAJ			
Notes									
	am. pm.	/				Pre Post GAJ			
Notes									
	am. pm.	/				Pre Post GAJ			
Notes									
	am. pm.	/				Pre Post GAJ			
Notes									
	am. pm.	/				Pre Post GAJ			
Notes									
	am. pm.	/				Pre Post GAJ			
Notes									
	am. pm.	/				Pre Post GAJ			
Notes									
	am. pm.	/				Pre Post GAJ			
Notes									
	am. pm.	/				Pre Post GAJ			
Notes									
	am. pm.	/				Pre Post GAJ			
Notes									
	am. pm.	/				Pre Post GAJ			
Notes									
	am. pm.	/				Pre Post GAJ			
Notes									
	am. pm.	/				Pre Post GAJ			
Notes									
	am. pm.	/				Pre Post GAJ			

> ....

Mois : ....
Année ....

Date	Heure	Pression sanguine SYS / DIA	Fréquence cardiaque /	Fréquence respiratoire /	Niveau d'oxygène /	Sucre dans le sang	Température °C/°F /	Poids	Notes
	○am. ○pm.					○Pre ○Post ○GAJ			
Notes									
	○am. ○pm.					○Pre ○Post ○GAJ			
Notes									
	○am. ○pm.					○Pre ○Post ○GAJ			
Notes									
	○am. ○pm.					○Pre ○Post ○GAJ			
Notes									
	○am. ○pm.					○Pre ○Post ○GAJ			
Notes									
	○am. ○pm.					○Pre ○Post ○GAJ			
Notes									
	○am. ○pm.					○Pre ○Post ○GAJ			
Notes									
	○am. ○pm.					○Pre ○Post ○GAJ			
Notes									
	○am. ○pm.					○Pre ○Post ○GAJ			
Notes									
	○am. ○pm.					○Pre ○Post ○GAJ			
Notes									
	○am. ○pm.					○Pre ○Post ○GAJ			
Notes									
	○am. ○pm.					○Pre ○Post ○GAJ			
Notes									
	○am. ○pm.					○Pre ○Post ○GAJ			
Notes									
	○am. ○pm.					○Pre ○Post ○GAJ			
Notes									
	○am. ○pm.					○Pre ○Post ○GAJ			

Informations sur les médicaments

Date	Médicament	Notes

Informations sur les médicaments

Date	Médicament	Notes

Informations sur les médicaments

Date	Médicament	Notes

Informations sur les médicaments

Date	Médicament	Notes

Informations sur les médicaments

Date	Médicament	Notes

Notes

Notes

Notes

Notes

Notes

> ....

Mois : ....
Année ....

Date	Heure	Pression sanguine SYS / DIA	Fréquence cardiaque /	Fréquence respiratoire /	Niveau d'oxygène /	Sucre dans le sang	Température °C/F /	Poids	Notes
	○am. ○pm.					○Pre ○Post ○GAJ			
Notes									
	○am. ○pm.					○Pre ○Post ○GAJ			
Notes									
	○am. ○pm.					○Pre ○Post ○GAJ			
Notes									
	○am. ○pm.					○Pre ○Post ○GAJ			
Notes									
	○am. ○pm.					○Pre ○Post ○GAJ			
Notes									
	○am. ○pm.					○Pre ○Post ○GAJ			
Notes									
	○am. ○pm.					○Pre ○Post ○GAJ			
Notes									
	○am. ○pm.					○Pre ○Post ○GAJ			
Notes									
	○am. ○pm.					○Pre ○Post ○GAJ			
Notes									
	○am. ○pm.					○Pre ○Post ○GAJ			
Notes									
	○am. ○pm.					○Pre ○Post ○GAJ			
Notes									
	○am. ○pm.					○Pre ○Post ○GAJ			
Notes									
	○am. ○pm.					○Pre ○Post ○GAJ			
Notes									
	○am. ○pm.					○Pre ○Post ○GAJ			
Notes									
	○am. ○pm.					○Pre ○Post ○GAJ			

> ....

Mois : ....
Année ....

Date	Heure	Pression sanguine SYS / DIA	Fréquence cardiaque /	Fréquence respiratoire /	Niveau d'oxygène /	Sucre dans le sang /	Température °C/°F /	Poids	Notes
	○am. ○pm.					○Pre ○Post GAJ			
Notes									
	○am. ○pm.					○Pre ○Post GAJ			
Notes									
	○am. ○pm.					○Pre ○Post GAJ			
Notes									
	○am. ○pm.					○Pre ○Post GAJ			
Notes									
	○am. ○pm.					○Pre ○Post GAJ			
Notes									
	○am. ○pm.					○Pre ○Post GAJ			
Notes									
	○am. ○pm.					○Pre ○Post GAJ			
Notes									
	○am. ○pm.					○Pre ○Post GAJ			
Notes									
	○am. ○pm.					○Pre ○Post GAJ			
Notes									
	○am. ○pm.					○Pre ○Post GAJ			
Notes									
	○am. ○pm.					○Pre ○Post GAJ			
Notes									
	○am. ○pm.					○Pre ○Post GAJ			
Notes									
	○am. ○pm.					○Pre ○Post GAJ			
Notes									
	○am. ○pm.					○Pre ○Post GAJ			
Notes									
	○am. ○pm.					○Pre ○Post GAJ			

Mois : ....
Année ....

Date	Heure	Pression sanguine SYS / DIA	Fréquence cardiaque /	Fréquence respiratoire /	Niveau d'oxygène	Sucre dans le sang /	Température °C / °F	Poids /	Notes
	○am. ○pm.	/				○Pre ○Post ○GAJ			
Notes									
	○am. ○pm.	/				○Pre ○Post ○GAJ			
Notes									
	○am. ○pm.	/				○Pre ○Post ○GAJ			
Notes									
	○am. ○pm.	/				○Pre ○Post ○GAJ			
Notes									
	○am. ○pm.	/				○Pre ○Post ○GAJ			
Notes									
	○am. ○pm.	/				○Pre ○Post ○GAJ			
Notes									
	○am. ○pm.	/				○Pre ○Post ○GAJ			
Notes									
	○am. ○pm.	/				○Pre ○Post ○GAJ			
Notes									
	○am. ○pm.	/				○Pre ○Post ○GAJ			
Notes									
	○am. ○pm.	/				○Pre ○Post ○GAJ			
Notes									
	○am. ○pm.	/				○Pre ○Post ○GAJ			
Notes									
	○am. ○pm.	/				○Pre ○Post ○GAJ			
Notes									
	○am. ○pm.	/				○Pre ○Post ○GAJ			
Notes									
	○am. ○pm.	/				○Pre ○Post ○GAJ			
Notes									
	○am. ○pm.	/				○Pre ○Post ○GAJ			
Notes									
	○am. ○pm.	/				○Pre ○Post ○GAJ			

> ....

Mois : ....
Année ....

Date	Heure	SYS / DIA	Pression sanguine	Fréquence cardiaque	Fréquence respiratoire	Niveau d'oxygène	Sucre dans le sang	Température °C/°F	Poids	Notes
	○am. ○pm.	/					○Pre ○Post GAJ	/		
Notes										
	○am. ○pm.	/					○Pre ○Post GAJ	/		
Notes										
	○am. ○pm.	/					○Pre ○Post GAJ	/		
Notes										
	○am. ○pm.	/					○Pre ○Post GAJ	/		
Notes										
	○am. ○pm.	/					○Pre ○Post GAJ	/		
Notes										
	○am. ○pm.	/					○Pre ○Post GAJ	/		
Notes										
	○am. ○pm.	/					○Pre ○Post GAJ	/		
Notes										
	○am. ○pm.	/					○Pre ○Post GAJ	/		
Notes										
	○am. ○pm.	/					○Pre ○Post GAJ	/		
Notes										
	○am. ○pm.	/					○Pre ○Post GAJ	/		
Notes										
	○am. ○pm.	/					○Pre ○Post GAJ	/		
Notes										
	○am. ○pm.	/					○Pre ○Post GAJ	/		
Notes										
	○am. ○pm.	/					○Pre ○Post GAJ	/		
Notes										
	○am. ○pm.	/					○Pre ○Post GAJ	/		
Notes										
	○am. ○pm.	/					○Pre ○Post GAJ	/		

Mois : ....
Année ....

Date	Heure	Pression sanguine SYS / DIA	Fréquence cardiaque /	Fréquence respiratoire /	Niveau d'oxygène /	Sucre dans le sang /	Température °C / °F	Poids /	Notes
	○am. ○pm.					○Pre ○Post ○GAJ			
Notes									
	○am. ○pm.					○Pre ○Post ○GAJ			
Notes									
	○am. ○pm.					○Pre ○Post ○GAJ			
Notes									
	○am. ○pm.					○Pre ○Post ○GAJ			
Notes									
	○am. ○pm.					○Pre ○Post ○GAJ			
Notes									
	○am. ○pm.					○Pre ○Post ○GAJ			
Notes									
	○am. ○pm.					○Pre ○Post ○GAJ			
Notes									
	○am. ○pm.					○Pre ○Post ○GAJ			
Notes									
	○am. ○pm.					○Pre ○Post ○GAJ			
Notes									
	○am. ○pm.					○Pre ○Post ○GAJ			
Notes									
	○am. ○pm.					○Pre ○Post ○GAJ			
Notes									
	○am. ○pm.					○Pre ○Post ○GAJ			
Notes									
	○am. ○pm.					○Pre ○Post ○GAJ			
Notes									
	○am. ○pm.					○Pre ○Post ○GAJ			
Notes									
	○am. ○pm.					○Pre ○Post ○GAJ			

Mois : ....
Année ....

Date	Heure	Pression sanguine SYS / DIA	Fréquence cardiaque /	Fréquence respiratoire /	Niveau d'oxygène /	Sucre dans le sang /	Température °C / °F	Poids /	Notes
	○am. ○pm.					○Pre ○Post GAJ			
Notes									
	○am. ○pm.					○Pre ○Post GAJ			
Notes									
	○am. ○pm.					○Pre ○Post GAJ			
Notes									
	○am. ○pm.					○Pre ○Post GAJ			
Notes									
	○am. ○pm.					○Pre ○Post GAJ			
Notes									
	○am. ○pm.					○Pre ○Post GAJ			
Notes									
	○am. ○pm.					○Pre ○Post GAJ			
Notes									
	○am. ○pm.					○Pre ○Post GAJ			
Notes									
	○am. ○pm.					○Pre ○Post GAJ			
Notes									
	○am. ○pm.					○Pre ○Post GAJ			
Notes									
	○am. ○pm.					○Pre ○Post GAJ			
Notes									
	○am. ○pm.					○Pre ○Post GAJ			
Notes									
	○am. ○pm.					○Pre ○Post GAJ			
Notes									
	○am. ○pm.					○Pre ○Post GAJ			
Notes									
	○am. ○pm.					○Pre ○Post GAJ			

Informations sur les médicaments

Date	Médicament	Notes

Informations sur les médicaments

Date	Médicament	Notes

Informations sur les médicaments

Date	Médicament	Notes

Informations sur les médicaments

Date	Médicament	Notes

Informations sur les médicaments

Date	Médicament	Notes

Notes

Notes

Notes

Notes

Notes

www.ingramcontent.com/pod-product-compliance
Lightning Source LLC
LaVergne TN
LVHW060211080526
838202LV00052B/4250